DIETA VEGANA

Deliziose ricette vegane per perdere peso
(25+ ricette dietetiche vegane con ricette vegane per la colazione)

Cino Sal

Traduzione di Jason Thawne

© **Cino Sal**

Todos os direitos reservados

Dieta Vegana: Deliziose ricette vegane per perdere peso (25+ ricette dietetiche vegane con ricette vegane per la colazione)

ISBN 978-1-989891-44-5

TERMINI E CONDIZIONI

Nessuna parte di questo libro può essere trasmessa o riprodotta in alcuna forma, inclusa la forma elettronica, la stampa, le fotocopie, la scansione, la registrazione o meccanicamente senza il previo consenso scritto dell'autore. Tutte le informazioni, le idee e le linee guida sono solo a scopo educativo. Anche se l'autore ha cercato di garantire la massima accuratezza dei contenuti, tutti i lettori sono avvisati di seguire le istruzioni a proprio rischio. L'autore di questo libro non potrà essere ritenuto responsabile di eventuali danni accidentali, personali o commerciali causati da un'errata rappresentazione delle informazioni. I lettori sono incoraggiati a cercare l'aiuto di un professionista, quando necessario.

INDICE

Parte 1 1

Introduzione 2

Capitolo 1 - Cosa Significa Essere Vegani 4

Capitolo 2 - Storia Del Veganismo 11

Capitolo 3 - Impatto Del Veganismo Sull'ambiente 14

Capitolo 4 - Prima Di Essere Vegano 24

Capitolo 5 - Mangiare Sano Come Un Vegano 32

Capitolo 6 - Altri Aspetti Del Vivere Vegano 41

Conclusioni 44

Parte 2 45

Introduzione 46

Capitolo 1: Superfood Vegetariano Per Ottimizzare La Salute 49

Cosa Sono I Superfoods? 49
Superfood Vegetariano 50
Elenco Di Superfood Vegetariani 51

Capitolo 2: Benefici Della Dieta Di Superfood Vegetariana 62

Aumento Dell'energia E Guadagno Muscolare 66
Riduzione Delle Infiammazioni E Dell'acidità Corporea 69
Rinforzamento Del Sistema Immunitario, Detox Corporeo E Anti-Età 71
Livelli Di Colesterolo E Zuccheri Regolati 73

Invecchiare Con Successo E Lunga Vita 74

Capitolo 3: Ricette Vegetariane Con Superfood 77

10 Ricette Per La Colazione Vegetariane Con Superfood 77
Smoothie Avocado, Cocco E Matcha................................. 77
Smoothie Cacao, Mirtillo E Kefir 79
Smoothie Di Frutti Rossi E Spirulina 81
Barrette Di Granolasuperfood 83
Panini Croccanti Con Mix Di Semi 84
Barrette Per La Colazione All'avena E Cacao 86
Pudding Di Riso Selvatico Per La Colazione 89
Insalata Di Germogli Di Grano Per La Colazione................ 92
Porridge Di Cocco Sfilacciato, Quinoa E Chia..................... 93
Ciotola Di Superfood Acai Per La Colazione....................... 95
10 Ricette Per Piatti Principali Vegetariane Con Superfood .. 96
Verdure Grigliate E Hemp Fu Marinato.............................. 96
Zuppa Cremosa Di Fagioli Bianchi Con Riso Selvatico 99
Insalata Di Broccoli E Fave.. 101
Insalata Di Edamame, Quinoa E Verza............................. 105
Insalata Verde Di Fave Con Quinoa E Salsa All'avocado .. 108
Insalata Verde Di Avocado E Bulgur Con Hemp Fu Fritto . 110
Insalata Di Fave E Rucola Con Albicocche E Hemp Fu 111
Bulgur Al Curry E Fagioli Di Lima Con Zucca 114
Insalata Di Fave E Broccoli Con Condimento Di Tahina.... 117

Conclusioni 119

Parte 1

Introduzione

Voglio ringraziarvi e congratularmi con voi per aver acquistato il mio libro.

Questo libro contiene passi e strategie comprovati su come passare da una dieta carnivora o onnivora a una dieta vegetale nutriente e deliziosa e su come questa transizione influisce sull'ambiente.

Non pretendiamo che diventare vegani sia facile. Ci vuole coraggio per diventare vegani. Immagina di passare sopra il cheeseburger alla brace e prendere invece un hamburger vegetariano. Ma leggendo il mio libro, vi convincerete che i motivi per cui dovreste praticare lo stile di vita vegano ne valgono la pena. All'interno ci sono suggerimenti e trucchi per rendere più facile il passaggio alla dieta vegana. Imparererete anche di più sul veganismo, sulla sua storia, sui benefici che apporterà alla vostra salute e su come aderirvi potrà portare beneficio all'ambiente.

Grazie ancora per aver scaricato questo libro, spero che vi piaccia!

Capitolo 1 - Cosa significa essere vegani

Essere vegani non significa solo mangiare cibi a base vegetale ed evitare quelli derivati dagli animali. È anche uno stile di vita. Per quanto possibile, il veganismo, che è una forma estrema di vegetarismo, cerca di escludere tutte le forme di sfruttamento (inclusa la crudeltà) verso gli animali per l'abbigliamento, il cibo o qualsiasi altro scopo.

Il veganismo rigoroso vieta l'uso di prodotti alimentari e di prodotti animali non alimentari. I prodotti animali contengono vitamina B12, quindi i vegani devono assumere un supplemento vitaminico o un alimento contenente vitamina B12 per assicurare all'organismo la quantità raccomandata. Mentre il vegetarianismo americano ha deviato dalle sue radici religiose e filosofiche, il veganismo è ancora legato al movimento per i diritti degli animali.

I vegani possono essere sciatti o severi come vogliono essere quando si tratta di scegliere il cibo. Un buon riferimento potrebbe essere il sito web dell'Unione Internazionale Vegetariani (ivu.org), che contiene informazioni utili sui cereali con glicerina di origine animale, teglie rivestite con grasso animale e zucchero raffinato a base di carbone di ossa. C'è il cosiddetto veganismo crudo, che è una propaggine del veganismo in cui gli aderenti mangiano solo cibo crudo. Fai un passo avanti e hai i "mono pasti", che danno l'idea di come lo stomaco deve solo digerire un tipo di cibo in un dato momento.

Cosa mangiano i vegani

Essere vegani non significa che le scelte alimentari siano limitate. Nel momento stesso in cui diventi vegano, la tua prospettiva sul cibo cambia. Scoprirai un nuovo mondo di sapori e cibi entusiasmanti che probabilmente non avresti mai trovato se avessi continuato la tua dieta tradizionale. Una dieta vegana è varia e contiene tutti i tipi di verdure, frutta, semi, cereali, noci, legumi e fagioli. Tutti questi alimenti hanno combinazioni multiple, quindi non sarai mai annoiato.

Dalla torta al curry, dalle pizze alle torte, puoi preparare tutti i tuoi cibi preferiti e renderli adatti ad una dieta vegana. Tutto ciò che devi fare è prepararli con ingredienti a base di piante.

I vegani non sfruttano mai gli animali. La compassione per gli animali è la ragione principale per cui molte persone cercano uno stile di vita vegano. Mentre gli ingredienti di derivazione animale possono essere trovati in qualsiasi cosa, dall'abbigliamento e accessori agli articoli per il bagno, ci sono alternative prontamente disponibili e convenienti al giorno d'oggi a quasi tutto.

Benefici per la salute nella dieta vegana

Le diete vegane sono famose per la loro capacità di fornire molti benefici, tra cui un ridotto rischio di diabete, morte prematura e cancro. Tuttavia, è necessario rendersi conto che non tutte le diete vegane sono uguali. Ciò è dovuto all'abbondanza di cibo spazzatura vegano, che può includere dolci, snack salati e cibi inamidati.

Puoi distinguere cibi vegani salutari dal cibo spazzatura vegano. Quando si sottoscrive una dieta vegana sana, si tende a mangiare più fibre, riducendo così il rischio di sviluppare il cancro del colon-retto. I vegani sono anche più propensi a consumare almeno sette porzioni di frutta e verdura al giorno, il che significa che si ha un rischio di morte prematura ridotta del 33% rispetto agli individui che mangiano carne.

Con la vasta gamma di piatti vegani semplici e gustosi che sono pieni di frutta e verdura, non sorprende che i vegani possano trarre tanti benefici. I vegani beneficiano anche di pasti a basso contenuto calorico. Se confrontati con altri gruppi dietetici, i vegani hanno un indice di massa corporea più basso (indice di massa corporea), hanno percentuali più basse di grasso corporeo e sono più magri.

Questo significa anche che i vegani non hanno le stesse probabilità di andare incontro a rischi correlati al peso, come il diabete. Anche i maschi vegani hanno un rischio ridotto di cancro alla prostata. In generale, i vegani hanno ridotto il rischio di attacchi di cuore. Hanno anche tassi di mortalità, pressione sanguigna e colesterolo più bassi.

Uno studio condotto dagli esperti della Oxford Martin School dell'Università di Oxford, rivela come - entro il 2050 - l'adozione di diete a base vegetale da parte della maggior parte delle persone avrebbe impedito 8,1 milioni di morti premature all'anno. Può essere dovuto a diversi fattori, tra cui la riduzione del cibo trasformato e della carne rossa, che l'OMS (Organizzazione mondiale della sanità) ha considerato cancerogena a causa del rischio di cancro del colon-retto.

È interessante notare che ci sono dei benefici nell'essere vegani che puoi sentire quasi immediatamente. Molti vegani hanno una pelle più chiara, maggiore energia, unghie e capelli più forti, sintomi allergici ridotti e sollievo dal dolore della sindrome premestruale e dell'emicrania.

Sentirai anche un senso generale di benessere, sapendo che il tuo attuale stile di vita limita i danni ambientali e riduce la sofferenza degli animali. Non dovrai sentirti colpevole se tenderai a mangiare troppi cupcakes vegani, starai facendo un ottimo lavoro. Sappi inoltre che le tue possibilità di condurre una vita più sana e più longeva aumentano mangiando ogni giorno molti cereali integrali, verdure a foglia verde ed altri cibi nutrienti.

Capitolo 2 - Storia del veganismo

Anche se il termine "veganismo" fu usato per la prima volta nel 1944, il concetto di evitare la carne animale può essere fatto risalire già alle antiche società del Mediterraneo orientale e indiano. Intorno al 500 a.C., Pitagora di Samo, un matematico e filosofo greco, menzionò per la prima volta il vegetarianismo. Pitagora, oltre al suo teorema del triangolo destro, promuoveva la benevolenza tra gli umani e tutte le altre specie.

I seguaci di induismo, buddismo e giainismo sostenevano anche il vegetarianismo. Erano convinti che gli esseri umani non dovessero infliggere dolore agli animali. Tuttavia, l'alimentazione priva di carne non si è mai verificata veramente nel mondo occidentale, anche se occasionalmente si è manifestata durante i risvegli religiosi e le crisi di salute.

Il Chiostro di Ephrata, una setta religiosa stabilita in Pennsylvania, promosse sia il vegetarianismo che il celibato. Jeremy Bentham - un filosofo utilitarista del XVIII secolo - credette che la sofferenza animale fosse uguale alla sofferenza umana. Ha equiparato la nozione di superiorità umana al razzismo.

Nel 1847 fu fondata la prima società vegetariana in Inghilterra. Tre anni dopo il creatore di Graham crackers presbiteriani, il pastore Rev. Sylvester Graham, fondò l'American Vegetarian Society. Lui ed i suoi Grahamiti (i suoi seguaci) aderirono alle disposizioni impartite da Graham per una vita nobile: astinenza, vegetarismo, frequenti bagni e temperanza.

Nel novembre del 1944, il falegname britannico Donald Watson dichiarò che, dal momento che i vegetariani mangiavano uova e latticini, serviva una nuova parola per indicare le persone che invece evitavano quelle cose. Nel 1943, la tubercolosi era stata trovata nel 40% delle mucche del paese e Watson usò vantaggiosamente quella situazione. Sosteneva che il veganismo proteggesse le persone dal cibo contaminato.

Tre mesi dopo aver coniato la parola "vegano ", Watson ha spiegato come pronunciare la parola. Quando morì nel 2005, all'età di 95 anni, c'erano 250.000 vegani auto-dichiarati nel Regno Unito e 2 milioni negli Stati Uniti.

Capitolo 3 - Impatto del veganismo sull'ambiente

Ci sono molte ragioni per cui diventare vegano. Le persone passano allo stile di vita vegano per migliorare la propria salute. Diete ben pianificate a base di piante sono ricche di calcio, ferro, proteine e altri importanti minerali e vitamine. Le diete a base vegetale sono piene di antiossidanti, ricchi di fibre e poveri di grassi saturi. Tali diete aiutano anche a mitigare alcuni problemi di salute dei giorni nostri come il cancro, il diabete, le malattie cardiache e l'obesità.

Un altro motivo per diventare vegani è che avvantaggia il mondo animale. Evitare i prodotti animali è uno dei modi più evidenti per combattere lo sfruttamento e la crudeltà sugli animali.

Altri passano al veganismo anche per la salute umana e per la salute del nostro pianeta. Il veganismo rappresenta la miglior scelta sostenibile quando si tratta di prendersi cura del pianeta, e quindi una dieta a base di piante può essere un modo più sostenibile per nutrire una famiglia. Una dieta vegana richiede solo 1/3 del terreno necessario per sostenere una dieta a base di carne e latticini.

Con l'aumento globale dell'insicurezza alimentare e dell'acqua a causa di vari problemi socio-economici e ambientali, non c'è mai stato un momento migliore per passare a uno stile di vita più sostenibile. Evitare i prodotti animali è un modo per ridurre la pressione sulle risorse naturali e il cibo. È anche un buon modo per portare avanti una battaglia contro sistemi alimentari inefficienti che colpiscono in modo sproporzionato le persone più povere del mondo.

Prendersi cura dell'ambiente è anche uno dei motivi per cui alcune persone decidono di passare al veganismo. Dal ciclismo al lavoro al riciclaggio dei rifiuti domestici, tutti sono consapevoli di quanto sia importante seguire uno stile di vita verde. Un modo efficace per prendersi cura dell'ambiente è abbassare l'impronta di carbonio evitando assolutamente prodotti animali.

Inoltre, allevare animali per il cibo richiede enormi quantità di energia, cibo, terra e acqua. E questa pratica provoca negli animali livelli inimmaginabili di dolore e sofferenza.

Cambiamento climatico

Secondo un rapporto del Worldwatch Institute, circa il 51% delle emissioni di gas serra sono il risultato dell'agricoltura animale. Le Nazioni Unite affermano che è necessario uno spostamento globale concertato verso una dieta vegana per combattere gli effetti peggiori dei cambiamenti climatici.

Impiego dell'acqua

Ci vuole molta acqua per pulire le fattorie sporche, allevare gli animali da destinare all'alimentazione e dargli acqua da bere. Solo per la mungitura di una mucca si possono consumare più di 50 galloni di acqua in un solo giorno, a volte fino a 100 galloni in una giornata calda. La matematica non è allettante. Il risultato è che ci vogliono 683 litri d'acqua per produrre un litro di latte.

In un altro esempio, ci vogliono più di 2400 litri d'acqua per produrre un chilo di carne bovina. In confronto, sono necessari 244 galloni di acqua per produrre un chilo di tofu. Diventando vegana, una persona può risparmiare circa 219.000 litri d'acqua all'anno. Immagina quale sarebbe il risultato se a farlo fosse tutta la popolazione umana. Il mondo sarebbe sicuramente un posto migliore con molta acqua potabile disponibile per tutti.

Uso del suolo

È insensato usare la terra per coltivare colture da destinare alla nutrizione degli animali. Questo comporta un impiego di terra quasi 20 volte inferiore per nutrire una persona con una dieta vegana rispetto a quella necessaria per nutrire un mangiatore di carne poiché le colture vengono consumate direttamente, invece di darle da mangiare agli animali.

Secondo la Convenzione delle Nazioni Unite per combattere la desertificazione, occorrono circa 10 libbre di grano per produrre un solo chilo di carne. Negli Stati Uniti da soli, circa 56 milioni di acri di terra sono utilizzati per coltivare fieno per il bestiame, mentre solo 4 milioni di acri coltivano piante per il consumo umano.

Oltre il 90 per cento della foresta pluviale amazzonica liberata dagli anni '70 viene utilizzata per il pascolo del bestiame. Inoltre, una delle colture primarie coltivate nella foresta pluviale autorizzata è la soia, che è destinata all'alimentazione degli animali. Sarebbe certamente meglio nutrire con questi semi di soia gli umani invece che gli animali. L'impatto di questo spostamento sull'ambiente sarebbe minore.

Inquinamento

Negli Stati Uniti, gli animali allevati per produrre cibo producono più escrementi della popolazione umana del paese. Secondo l'EPA (Environmental Protection Agency) degli Stati Uniti, gli animali negli allevamenti degli Stati Uniti producono circa 500 milioni di tonnellate di letame all'anno. Poiché non vi sono impianti di trattamento delle acque reflue di origine animale, il letame è immagazzinato in scarti di fognatura o viene spruzzato sopra i campi.

Il deflusso dai pascoli e dagli allevamenti è una delle cause principali dell'inquinamento dei laghi e dei fiumi. L'EPA fa notare che virus e batteri possono essere trasportati dal deflusso e che le acque sotterranee possono essere contaminate.

Gli allevamenti in fabbrica sfuggono ai limiti dell'inquinamento idrico spruzzando nell'aria l'effluente liquido, creando nebbie che vengono poi trasportate dal vento. Le persone che vivono vicino a queste fattorie inalano i patogeni e le tossine dal letame spruzzato. Un rapporto del Senato dello Stato della California cita studi che indicano che "le lagune dei rifiuti di origine animale emettono sostanze tossiche nell'aria che possono causare irritazione, problemi immunitari, neurochimici e infiammatori negli esseri umani".

Oceani

Proprio come le fattorie industriali inquinano la terra, i metodi di pesca commerciale come il lungo rivestimento e la pesca a strascico spesso spazzano e devastano il fondo oceanico della vita. Tali metodi distruggono anche le barriere coralline durante questo processo. Questi metodi di pesca uccidono anche migliaia di tartarughe marine, squali, delfini e altre specie marine cosiddette "protette".

E il pesce allevato non è molto meglio per il pianeta. Gli allevamenti ittici lungo la costa rilasciano parassiti, antibiotici, feci e pesci non nativi in ecosistemi marini altamente sensibili. Poiché la maggior parte dei pesci d'allevamento sono carnivori, essi richiedono molti pesci catturati selvaggi come cibo. Ad esempio, occorrono circa tre libbre di mangime per produrre un chilo di pesce allevato.

Impatto sociale e ambientale

L'impatto sociale e ambientale della dieta vegana è sbalorditivo. Ovunque dall'80 al 90 per cento delle colture del pianeta vengono utilizzate come mangime per il bestiame. Invece, queste colture potrebbero facilmente nutrire persone povere in tutto il mondo se più persone adottassero una dieta vegana.

Ciò che ognuno di noi sceglie di mangiare ha un impatto enorme sugli altri e sul resto del mondo. Puoi aiutare a migliorare la tua vita e la vita degli altri, e a migliorare il processo ambientale passando ad una dieta vegana. Non si tratta solo di valutare ciò a cui si rinuncia, ma anche ciò che si ottiene.

Una dieta vegana ha molti vantaggi, tra cui vivere più a lungo, risparmiare denaro e vivere una vita in linea con i tuoi valori. Non stai solo parlando. Seguire il modo di vivere vegano è camminare. Hai la soddisfazione di sapere che non stai danneggiando gli animali con il tuo stile di vita, dalle scarpe che indossi all'auto che guidi. Seguire una dieta e uno stile di vita vegani ha un impatto minore sulle risorse naturali sempre più scarse del mondo.

Capitolo 4 - Prima di essere vegano

Una volta seguito principalmente da hippy amanti della pace, l'interesse per il veganismo da allora è diventato elevato, grazie ai sostenitori di celebrità come Alicia Silverstone, Bill Clinton, Beyoncé, Jay Z e altri. Ma prima di andare vegano e saltare a bordo del carrozzone senza carne o uova, dovresti essere consapevole di alcune cose.

B12 Supplementare

La vitamina B12 si trova naturalmente nei prodotti animali. Se decidi di diventare vegano, potresti trovare un integratore B12 e ricercare cibi fortificati con B12. B12 aiuta a mantenere in salute il sangue e le cellule nervose del corpo. B12 aiuta anche a creare DNA, il che significa che qualsiasi carenza di questa vitamina può portare a debolezza, stanchezza, perdita di appetito, stitichezza, problemi ai nervi, perdita di peso e depressione. Per determinare se è necessario assumere più B12, chiedere al medico di eseguire un esame del sangue.

Supplemento di ferro

Il ferro ha due forme: non-eme ed eme. Comprendendo circa il 40% del ferro nei prodotti di origine animale, l'heme viene assorbito facilmente dal corpo. Le diete dei vegani hanno solo non eme, che non sono facilmente assimilabili. Pertanto, potrebbe essere necessario prendere più ferro se si desidera ottenere gli stessi benefici.

Buone fonti di ferro naturali per i vegani includono uvetta, semi di girasole, legumi e verdure a foglia verde scuro. Inoltre, gli alimenti ricchi di vitamina C (broccoli, agrumi e peperoni rossi) aiutano l'assorbimento del ferro.

Domande sulla famiglia e gli amici

Secondo Julieanna Hever, una dietista esperta in diete vegetali, le persone possono essere sensibili riguardo alla loro dieta, specialmente quando le loro convinzioni sul cibo sono messe in discussione. Aggiunge che il modo migliore per ridurre il conflitto è affermare che stai passando al veganismo per motivi che sembrano funzionare a tuo vantaggio. Riguarda te e non devi sentire la necessità di difendere la tua scelta verso nessuno.

Nuove fonti di proteine

Ogni pasto deve avere proteine, che sono il tassello della vita. Le proteine si trasformano in aminoacidi, promuovendo la riparazione e la crescita cellulare. L'Istituto di Medicina afferma che gli adulti devono avere un minimo di 0,8 grammi di proteine ogni giorno per ogni kg di massa corporea. Fonti proteiche vegane, tra le tante, includono soia, seitan, noci, quinoa e fagioli.

Il cibo spazzatura non rimpiazza i prodotti animali

Sostituendo la carne con la pasta, gli alimenti confezionati o lavorati e il pane bianco ti prepari all'alimentazione vegana. Non è una buona idea sostituire i prodotti animali (ricchi di minerali, vitamine e proteine) con alimenti trasformati che contengono poco valore nutrizionale oltre alle calorie.

Limitare la soia

Mentre gli scienziati stanno valutando gli effetti della soia sulla salute del cuore e sul cancro, una cosa è certa: mangiare troppa carne vegana prodotta dalla soia è probabilmente peggio in termini di nutrizione che mangiare prodotti animali di alta qualità. Leggere attentamente le etichette poiché i sostituti della carne sono spesso altamente lavorati e caricati con conservanti e sodio. Le fonti di soia più sane sono l'edamame, il latte di soia, il tofu, il tempeh e il miso.

Facile

Non diventi un vegano in una notte, perché diventare vegani richiede molto lavoro e tempo. Inizia consumando più alimenti a base vegetale. Allo stesso tempo, riduci i prodotti animali non biologici e gli alimenti raffinati e lavorati. Ciò che è importante è fare cambiamenti lenti e valutare come ti senti.

Impara a leggere le etichette

Se sei invogliato a diventare vegano, è importante verificare gli ingredienti controllando le etichette dei prodotti alimentari. Solo perché un prodotto alimentare è apparentemente vegano non significa che sia giusto per una dieta vegana. Siero di latte e caseina a base di latte si trovano nella maggior parte dei granoli, pane e barrette di cereali, mentre il sego e la gelatina sono presi dalla carne. Dovresti anche prestare attenzione a Natural Red 4 (alias cocciniglia, estratto di cocciniglia o carminio), che è un colorante alimentare dei corpi di coleotteri essiccati.

Sentirsi più felici

Uno studio del 2012 sul Journal Nutrition afferma che, rispetto alle diete vegetariane, le diete vegane hanno più acido arachidonico, che può promuovere cambiamenti neurologici che aiutano a migliorare gli stati d'animo. A quanto pare non saranno solo gli animali ad essere felici delle tue scelte di essere vegano.

Non devi abbandonare i tuoi ristoranti preferiti

Poiché il veganismo sta diventando sempre più popolare, le opzioni vegane sono sempre più incluse nel menu di quasi tutti i ristoranti. Anche se la tua scelta di cibo in un ristorante sembra vegana, dovresti comunque informare il tuo cameriere riguardo alle tue esigenze dietetiche per garantire che nessun prodotto animale sia utilizzato nella preparazione del pasto. Ad esempio, un pasto apparentemente vegano può essere preparato con brodo di pollo o burro.

Essere vegani non deve essere costoso

La carne, a più o meno $ 3 per libbra, è uno degli articoli più costosi del negozio di alimentari, quindi puoi facilmente risparmiare di più se acquisti più prodotti. Puoi anche risparmiare di più sostituendo alcuni dei tuoi prodotti freschi con quelli surgelati.

Il calcio dalle piante

Il National Institutes of Health raccomanda che gli adulti, dai 19 ai 50 anni, assumano almeno 1.000 mg di calcio al giorno.

Tuttavia, risultati preliminari indicavano che i vegani possono avere benefici con quantità più limitate.

In uno studio dell'European Journal, quando i vegani consumavano 525 mg di calcio al giorno, il rischio di frattura ossea era uguale a quello dei consumatori di carne con un'assunzione di calcio simile. È importante mangiare cibi naturalmente ricchi di calcio come cavoli, mandorle, soia, bok choy, arance navel e fichi. Per i vegani, è anche importante consumare cibi arricchiti con il latte come il latte a base vegetale, cereali e tofu con solfato di calcio.

Inoltre, verdure a foglia verde e soia sono ricchi di vitamina C, che favorisce l'assorbimento del calcio.

Capitolo 5 - Mangiare sano come un vegano

Una dieta vegana è priva di tutti i prodotti animali tra cui latte, proteine, yogurt, uova, formaggio e carne. Inoltre esclude gli alimenti prodotti con sottoprodotti di origine animale come la gelatina e il colorante alimentare. Cereali integrali, legumi, fagioli, noci, frutta e verdura costituiscono la maggior parte delle diete vegane.

Che esistenza salutare e deliziosa è passare alla dieta vegana. Ma solo perché non puoi più mangiare o usare prodotti animali non significa che la tua dieta dovrebbe essere piena di scelte alimentari povere che sono prive di sostanze nutritive naturali. Però, è necessario essere consapevoli che sostanze come dolcificanti artificiali, zucchero, prodotti alimentari trasformati e farina bianca, a lungo andare possono nuocere alla salute.

L'importanza delle proteine

Se sei nuovo del veganismo, potresti chiederti se stai assumendo proteine sufficienti nella tua dieta. Poiché le fonti animali sono ricche di proteine, non hai davvero bisogno di mangiare bistecche o hamburger per sperimentare una dieta proteica vegana nutriente e sana. Quando rimuovi i prodotti animali dalla tua dieta, devi essere creativo quando si tratta della selezione del cibo per assumere livelli proteici sani.

Quando l'apporto proteico non è sufficiente, il corpo consuma il muscolo come carburante, portando a un metabolismo lento e a un leggero aumento del grasso corporeo. Una convinzione diffusa sulla dieta vegana è che è difficile consumare proteine adeguate. Tuttavia, è possibile ottenere facilmente le proteine sufficienti anche dalla dieta vegana.

Le proteine complete si trovano principalmente nei prodotti animali e la loro proteina contiene 20 aminoacidi richiesti dal corpo. Ma anche verdure, frutta, noci e fagioli contengono alcuni di quei 20 amminoacidi. Pertanto, gli aminoacidi non presenti in determinati alimenti dovrebbero essere apportati con altri alimenti, in modo tale da poter godere di una dieta che soddisfi il fabbisogno proteico giornaliero.

Di seguito sono riportati alcuni suggerimenti per aiutarti a ottenere proteine complete nella tua dieta vegana:

Aggiungete regolarmente i prodotti di soia alla vostra dieta. La soia è una fonte di proteine complete.

Aumentare l'assunzione di noci e legumi in quanto tali alimenti hanno il contenuto proteico più disponibile in porzioni più piccole.

Mangia vari alimenti come noci, semi, legumi, verdure, frutta e cereali integrali.

Pianificazione del pasto

Non ci sono regole fisse per dettare la transizione verso una dieta vegana. Tuttavia, può essere d'aiuto se si sceglie di aderire a una dieta simile a quella che si sta consumando, iniziare ad eliminare i cibi spazzatura. Seguire una dieta vegana non significa che le tue scelte alimentari cambieranno radicalmente. Significa solo che sostituirai alcuni degli alimenti che stai mangiando.

Ad esempio, potresti ancora mangiare i burritos. Invece del formaggio e della carne, puoi mettere nel tuo burrito formaggio vegano, salsa, fagioli e carne vegana. I blocchi psicologici, come essere abituati a una dieta particolare per un certo periodo di tempo e poi fare una transizione improvvisa, possono causare il crollo di alcune persone.

Alla ricerca di modi per consumare cibi 'transizionali' contribuirà a mantenere la vostra decisione di andare avanti con la vostra dieta vegana. Se ami gli hamburger, prepara un hamburger vegetariano e mangiatelo con un'insalata. Se ami la pizza, fallo con un sacco di verdure e formaggi vegani. Prepara e mangia pepite vegane, invece di pepite di pollo.

Prepara i peperoni ripieni usando verdure saltate e riso e fagioli conditi. Completare con formaggio vegano, infornare e gustare. Una patata al forno con le tue verdure preferite, spezie e formaggi vegani è sempre al top. Un succo verde fatto in casa o frullato per colazione, pranzo o cena è una grande fonte di vitamine liquide. Vuoi del dessert? Puoi mangiare mele cotte al forno con agave e cannella. Puoi anche gustare pezzi di ananas e datteri. Oppure controlla il reparto congelati nel tuo negozio di alimenti naturali per un'ampia gamma di gelati vegani. Le scelte per la tua dieta vegana sono davvero infinite.

La sfida vegana di 30 giorni

Se sei nuovo del veganismo, sfidati a provarlo per 30 giorni. Puoi scegliere qualsiasi giorno per iniziare lo stile di vita vegano. Se vuoi ciò che è meglio per la tua salute e l'ambiente, è meglio iniziare questo nuovo stile di vita più presto che puoi. Ecco alcuni suggerimenti per renderlo più semplice:

1) Elimina i prodotti animali dal tuo frigorifero e dalla tua dispensa. Questi includono grassi a base animale come

burro, Uova, latticini e carne. Inoltre, è necessario eliminare gli oggetti in scatola preparati che contengono sottoprodotti animali. Fallo tutto in una volta.

2) Acquista un libro di cucina vegano. Se vuoi risparmiare, puoi ottenere ricette online che contengono una moltitudine di deliziose e nutrienti ricette vegane.

3) Per il tuo primo mese, crea un piano pasto che includa colazione, pranzo e cena. Dovresti anche includere degli snack.

4) Con il tuo nuovo piano alimentare, fai la tua lista della spesa.

5) Oltre allo shopping presso il tuo solito negozio di generi alimentari, dovresti anche fare acquisti presso il Whole Foods o il negozio di alimenti biologici più vicino.

Alla fine della sfida di 30 giorni, è possibile che tu scopra che non è necessario dipendere dalla pianificazione del pasto, dalle ricette e dai libri di cucina. A quel punto, potresti essere diventato un esperto chef e acquirente vegano.

Potresti anche notare che sei più leggero di qualche chilo. Potresti essere più energico e potresti dover spiegare agli amici il 'nuovo splendore' sul tuo viso.

Diventare vegano è una curva di apprendimento. Vivere uno stile di vita vegano in un mondo non vegano prende sia la curiosità che il coraggio. Il veganismo è ancora un concetto relativamente nuovo, anche se esiste da più di 70 anni. Dovresti concederti del tempo per saperne di più sui vari filoni del veganismo. E ricorda di congratularti con te stesso per i tuoi progressi.

Inoltre, se hai fiducia in te stesso, uno stile di vita vegano potrebbe presto diventare una seconda natura per te. Ricorda a te stesso i motivi per cui sei diventato vegano e ricorda i suoi benefici. Quando scegli di diventare vegano, stai facendo un beneficio all'ambiente, al regno animale e all'intera popolazione umana.

Capitolo 6 - Altri aspetti del vivere vegano

Essere vegani non significa solo mangiare cibi sani e nutrienti a base di piante. Comprende anche altri aspetti della vita, tra cui l'intrattenimento, l'assistenza sanitaria e la medicina, tra gli altri.

Intrattenimento

I vegani non supportano alcun tipo di sfruttamento degli animali. Pertanto, i vegani evitano di visitare acquari e zoo. Inoltre non vanno a eventi come corse di cavalli o corse di cani. Invece, i vegani preferiscono visitare e sostenere i rifugi degli animali che forniscono case amorevoli e sicure per gli animali salvati o abbandonati.

Assistenza sanitaria

Se sostenete un ente di beneficenza medico, potreste voler sapere se il vostro istituto di beneficenza scelto conduce test sugli animali. Ci sono numerosi enti di beneficenza che non fanno test sugli animali e molti vegani cercano di donare ad organizzazioni caritatevoli che cercano metodi di test alternativi.

Medicine

La maggior parte dei farmaci moderni vengono testati sugli animali prima di essere considerati sicuri per l'uso umano. I vegani dovrebbero anche chiedere al loro farmacista o al loro medico di questo, e anche chiedere loro di fornirvi farmaci privi di sottoprodotti di origine animale come il lattosio o la gelatina.

I benefici del veganismo

Decidere di passare a una dieta e uno stile di vita vegani è una scelta che porterà a notevoli benefici per la salute grazie all'enfasi posta su cibi integrali e nutrienti. Gli studi indicano che i vegani godono di maggiori benefici per la salute rispetto agli individui che mangiano diete che sono basate su cibo spazzatura e carne pesante.

Una dieta vegana, con le combinazioni alimentari appropriate per garantire l'apporto di vitamine B e amminoacidi, riduce il rischio di malattie cardiache, diabete e rischio di cancro. Una dieta vegana può anche migliorare o eliminare i sintomi nelle persone che soffrono di condizioni infiammatorie.

Conclusioni

Grazie ancora per aver scaricato questo libro!

Spero che questo libro sia in grado di dirti di più sul veganismo, sui principi che lo sostengono e su come passare agevolmente allo stile di vita vegano. E soprattutto spero che ti ispiri a unirti al movimento dei vegani in aumento.

Insieme possiamo fare la differenza per noi stessi, per gli altri, per gli animali e per il pianeta.

Grazie e buona fortuna!

Parte 2

Introduzione

Il Rifugio Vegano fornisce informazioni dettagliate su come una dieta vegetariana fornisce un nutrimento completo e bilanciato che incontra i bisogni nutrizionali del corpo. Contiene anche le migliori fonti di cibi vegetali provenienti dai maggiori gruppi alimentari per fornire al corpo i corretti apporti e tipi di nutrienti essenziali nel mantenere la salute ottimale ed assicurare un corretto funzionamento del corpo.

In questo libro, parleremo dei benefici del seguire una dieta vegeriana, ponendo enfasi sui cibi ricchi di nutrienti provenienti da finti vegetali, conosciuti per possedere proprietà benefiche e mediche. Questi cibi ricchi di nutrienti vengono chiamati "SUPERFOOD". I superfood sono stati a lungo riconosciuti per le loro proprietà anti-età e potenziative del sistema immunitario, le quali possono contribuire in un invecchiamento più in salute e a portare una certa longevità. Altri benefici del nutrirsi di superfood vegetali comprendono la prevenzione ed il trattamento di alcune malattie della salute, la riduzione dei rischi di malattie cardiovascolari, colesterolo e zuccheri nel sangue tenuti sotto controllo, più alti livelli d'energia, perdita di peso salutare, regolazione della massa corporea, miglioramento della salute digestiva, aumento dell'assorbimento delle sostanze nutritive, miglioramento dello stato di salute e invecchiamento radioso.

Con una dieta vegetale di superfood, raggiungerai un ottimo stato di salute ed il rischio di svariate malattie e condizioni di cattiva salute viene effettivamente ridotto. Non c'è una forma specifica di dieta in quanto è stato scientificamente provato e testato il fatto che gli esseri umani possono direttamente influenzare la propria longevità.

In questo libro troverai ricette con superfood vegetariani salutari e deliziose che sono facili da preparare e sono specificatamente create per fornirti ricette vegetariane varie e gustose. Prova queste ricette vegetariane ricche di sapore ora per dare al tuo corpo le sostanze nutritive necessarie per un sistgema immunitario più forte, livelli maggiori di energia, promuovere la salute generica ed aumentare la longevità.

Capitolo 1: SUPERFOOD VEGETARIANO PER OTTIMIZZARE LA SALUTE

Cosa sono iSuperfoods?

I superfood vegetariani sono ricchi di nutrienti ed antiossidanti, rendendoli così gli alimenti migliori per una dieta salutare e bilanciata. I superfoodcontenfono tutti i nutrienti essenziali richiesti dal corpo quali vitamine, minerali, grassi sani, fibre e proteine. Sono anche ricchi di sostanze benefiche e medicinali quali antiossidanti e composti anti-cancerogeni e anti-infiammatori.

Quando i superfood vengono integrati in una dieta vegetariana si ottengono svariati benefici per la salute e curativi, tra cui una salutare perdita di peso, guadagno di massa muscolare, energie aumentate, sistema immunitario più forte, salute digestiva migliore, livelli regolari di zuccheri e colesterolo, invecchiamento salutare e longevità aumentata.

È anche la forma di dieta più sana perché raccomanda di consumare principalmente alimenti che forniscono livelli sufficienti di sostanze nutritive per incontrare le richieste nutritive del corpo e per guadagnare un'ottima salute. La maggior parte dei superfood vegetariani sono principalmente liberi da sostanze dannose e hanno poche calorie, rendendoli la miglior fonte di alimenti per ottenere una gran longevità.

Superfoodvegetariano
Uno dei principi più basilari della salute è seguire una dieta di cibi sani e nutrienti invece che tipi processati per mantenere un peso salutare ed aumentare la salute globale. Dare al tuo corpo i nutrienti giusti piuttosto che riempirlo di calorie "vuote" ti aiuterà non solo a perdere i chili di troppo, è un ingrediente fondamentale per vivere una vita lunga e sana. Credici o meno, molte persone che sono obese sono in realtà profondamentemalnutrite.

<u>**Le migliori qualità dei superfood:**</u>

Prontamente disponibili e non processati o raffinati

Ricchidi sostante nutritive conosciute per aumentare la longevità

Forniscono benefici salutari che vengono supportati da ricerche e studi o sono scientificamente provati

Elenco di Superfoodvegetariani
Cacao

Il cacao naturale è una fonte salutare di grassi ed è ricco di antiossidanti, presenti nella stessa quantità o forse anche maggiore in altre fonti ampiamente conosciute, come le bacche acai, i mirtilli, melograni ed altri frutti. I tipi di antiossidanti provenienti dal cacao aiutano a proteggere contro le malattie cardiache, promuovono la salute cardiovascolare, e promuovono il normale funzionamento del sistema nervoso.

È raccomandato consumare cacao naturale e semi di cacao non dolcificati.

Bacche

Bacche di Acai

Le bacche di Acai sono piene di acidi grassi essenziali, amminoacidi e antiossidanti. Tra le proprietà benefiche di queste bacche ci sono l'aumento dell'energia, il regolamento dei livelli del colesterolo, il miglioramento della salute digestiva, e potenzia la salute globale ed il benessere.

Bacche di Goji

Le bacche di Goji contengono un alto valore di vitamina A, vitamina C, vitamina B12, ferro, selenio, ed antiossidanti. Queste sostanze nutritive possono aiutarti a potenziare il sistema immunitario, combattere il cancro, prevenire malattie cardiovascolari e potenziare le funzioni cerebrali per allungare la vita.

Mirtilli

I mirtilli sono ricchi di antiossidanti che possono aiutare a migliorare il funzionamento cerebrale e nervoso, ridurre le condizioni e le malattie relative all'età, eliminare i radicali liberi e le tossine, migliorare la digestione e ridurre le infiammazioni.

Altri frutti superfood:

Bacche di Noni
Ciliegie
Melograni
Mangostano
More
Uva spina

<u>Alghe</u>

Le alghe ed i vegetali marini sono eccellenti fonti di proteine, ricche di minerali (calcio, iodio, ferro e magnesio) e di vitamina C.

Lo iodio naturale contenuto in questi alimenti è essenziale per mantenere la tiroide funzionante. Ha anche proprietà antibatteriche, anti-infiammatorie ed anti-virali, e tra i suoi effetti benefici ci sono la prevenzione delle malattie cardiovascolari e del diabete, la regolazione dei livelli di zucchero nel sangue, miglioramento della memoria, miglioramento della vista e potenziamento delle funzioni del fegato.

Spirulina

La spirulina è un tipo di micro-alga tra i vari superfood ed è considerata un alimento completo perché contiene grandi quantità di macronutrienti essenziali, micronutrienti, ed altri composti benefici necessari al corpo.

Tra i benefici per la salute dell'aggiungere la spirulina nella propria dieta ci sono la riparazione delle cellule danneggiate, l'aumento dell'energia, il combattimento contro l'invecchiamento e il mantenimento della salute generica.

Clorella

La clorella, un'alga blu-verde imparentata alla spirulina, è una grandiosa fonte naturale di amminoacidi essenziali, beta-carotene, clorofilla, potassio, magnesio, fosforo, biotina e vitamine del complesso B. Contiene alti livelli di molti tipi di composti benefici che possono aiutare ad aumentare le energie, potenziare il sistema immunitario, combattere il cancro, regolare i livelli di colesterolo e di zuccheri nel sangue, incentivare la perdita di peso ed eliminare metalli tossici, radicali liberi e particelle radioattive nel corpo.

Verdure crucifere

Le verdure crucifere hanno delle fantastiche proprietà nutrizionali e curative che aiutano a potenziare l'adeguato funzionamento dei diversi sistemi nel corpo, disintossicando anche dalle sostanze chimiche dannose e dalle tossine, migliorando la salute digestiva, la completa digestione del cibo e l'assorbimento delle sostanze nutritive; facilitano inoltre la perdita di peso grazie al loro grande quantitativo di fibre, ed incentivano la salute generica dando al corpo vitamine e minerali essenziali.

Le verdure crucifere hanno fondamentalmente alte quantità di composti anticancro, oltre a fibre, minerali, vitamine, proteine, acidi grassi naturali e antiossidanti potenti. Queste verdure forniscono proprietà curative e benefici per la salute, compresa la prevenzione del cancro, la riduzione di rischi di malattie cardiovascolari, aiutano ad invecchiare in maniera salutare, regolano il livello di glucosio e di colesterolo nel sangue, migliorano la salute digestiva e i livelli di estrogeni.

Elenco di verdure crucifere:

Broccoli
Cavolfiore
Cavolo
Cavoletti di Bruxelles
Rape
Ravanelli
Rafano

A foglia verde

Le verdure a foglia verde sono una grande fonte di fibre e sono conosciute per avere svariate proprietà anticancerogene. Questo gruppo di vegetali include spinaci, verza, cavoli cinesi, cavoli, rape verdi e ortiche.

Ortica

Le ortiche contengono alte quantità, essendone ottime fonti, di proteine vegetali, clorofilla e vitamine essenziali, tra le quali la A, la C e la D. Tra i benefici per la salute ci sono un miglioramento della funzione tiroidale, un aumento del metabolismo corporeo e una digestione migliore. Sono anche ottime durante la gravidanza, aiutano il coagulo del sangue e migliorano la funzione renale.

Spinaci

Gli spinaci sono un'eccellente fonte di ferro, vitamine A, C, E, complesso B e K, e sono ricchi di minerali tra cui acidoo folico, acidi grassi, calcio, potasio, proteine, fosforo, zinco, selenio e acidi grassi omega 3.

Gli spinaci sono inoltre ricchi di fibre, acido folico e antiossidanti, la cui efficacia nell'eliminazione degli scarti corporei e dei metalli tossici, nel migliorare la salute digestiva e nell'aumentare l'assorbimento delle sostanze nutritive è stata provata.

Altre verdure a foglia verde:

Verza

Lattuga romana e da taglio

Mostarda e cavolo verdi

Cicoria e bietola

<u>Noci, semi, grani e fagioli</u>

I nutrienti ed i composti contenuti nelle noci devono esser stati collegati con i ridotti rischi cardiovascolari. le mandorle non solo sono una fonte sana di proteine e grassi, ma sono anche ricche di antiossidanti conosciuti per mantenere il cuore sano. Le noccioline sono ricche di componenti anticancerogini o flavonoidi, conosciuti come resveratrolo. Le noci e le noci brasiliane sono fonti sane di selenio, il quale è stato provato aiutare a prevenire le malattie cardiache ed il cancro. Le noci possono anche aiutare nel regolare i livelli di glucosio ed insulina, che possono influenzare il trattamento del diabete di tipo 2.

Noci di Macadamia al naturale

Contengono nutrienti essenziali tra cui proteine ed un'ampia quantita di grassi monosaturi che aiutano a ridurre i livelli di colesterolo, riducono i rischi di malattie cardiovascolari, aiutano a perdere peso salutarmente e velocizzano il metabolismo.

Semi di canapa

Sono una fonte sana di proteine, omega-3 e omega-6, elementi che è stato dimostrato aiutino nel mantenere il cuore sano, regolare la pressione sanguigna ed i livelli di colesterolo.

Semi di Chia

I semi di Chia sono ricchi di proteine, acidi grassi essenziali e fibre solubili. Questi nutrienti sono i requisiti basilari per perdere peso.

Quinoae amaranto

La quinoae l'amaranto sono fonti sane di proteine naturali, manganese, magnesio, fibre, rame, ed altri componenti che sono in esse contenuti in alte quantità per andare incontro ai fabbisogni nutrizionali del corpo.

Grano saraceno

Il grano saraceno è ricco di fitonutrienti, conosciuti per proteggere dal cancro al seno e da altri tipi di cancro dipendenti dagli ormoni.

Fonti di grassi vegetali

Olio di cocco

L'olio di cocco è considerato uno dei migliori superfood per la longevità. È anche una fonte salutare di grassi perché è più facilmente digeribile rispetto ad altri, e visto che viene convertito velocemente in energia invece che accumularsi nel corpo come grasso. Ritarda anche naturalmente l'invecchiamento abbassando lo stress ossidativo. Previene le malattie cardiache e l'alta pressione, aiuta a convertire il colesterolo "cattivo" o LDL in colesterolo buono.

Olio di avocado

L'avocado è un'eccellente fonte di grassi monoinsaturi, i quali aiutano a bruciare grassi, aumentare i livelli di energia e la perdita di peso, come dimostrato.

Olio di semi di lino

L'olio di semi di lino contiene un tipo di grasso conosciuto come acido alfa-linolenico che aiuta a ridurre i livelli di colesterolo e a prevenire i problemi cardiaci. È anche conosciuto per potenziare le funzioni renali.

Vegetali fermentati

Questi superfood sono ricchi di probiotici, i quali servono per mantenere sano il fegato, potenziare la salute digestiva ed aumentare l'assorbimento di nutrienti dagli alimenti. Contengono anche alte quantità di antiossidanti necessari nell'eliminazione di metalli tossici e radicali liberi presenti nel corpo.

Capitolo 2: BENEFICI DELLA DIETA DI SUPERFOOD VEGETARIANA

Miglioramento della salute digestiva ed aumento dell'assorbimento nutritivo

È molto importante mantenere un sistema digerente sano e funzionale per digerire adeguatamente gli alimenti, evitare problemi al fegato relativi ad una digestione incompleta ed aumentare la quantità di sostanze nutritive assorbite dal corpo. Seguendo la dieta vegetariana, puoi accrescere la digestione ed incentivare il funzionamento efficiente del sistema digerente, oltre ad aumentare l'assuzione dei nutrienti provenienti da alimenti vegetariani e migliorare la salute generica.

Quando la salute digestiva viene trascurata, il corpo assume certe condizioni, tra cui infiammazioni del fegato, infezioni del tratto digestivo e danni alle pareti dell'intestino. Questi problemi digestivi incorrono quando gli alimenti non vengono digeriti in maniera adeguata o contengono sostanze che possono innescare condizioni autoimmuni o allergie. Le pareti dello stomaco danneggiate o infiammate non riescono a digerire completamente determinati alimenti e risultano inefficienti nell'assorbire i nutrienti dati dal cibo che mangiamo. Se lasciate non curate, possono complicarsi fino a dare problemi seri di salute e malattie quali malnutrizione o mancanze nutritive, ulcere allo stomaco ed alcuni tipi di cancro agli organi digestivi.

Per mantenere un apparato digerente sano e funzionale e migliorare lo stato nutrizionale, è suggerito consumare più alimenti vegetali ricchi di sostanze nutritive che non contengano sostanze dannose che possano innescare disordini autoimmuni. Integra i superfood nella dieta vegetariana per avere livelli di sostanze nutritive in grado di andare incontro alle richieste nutrizionali del corpo e per mantenere un sistema immunitario forte, prevenire problemi di salute e malattie e per migliorare la salute generica per aumentare la longevità.

Perdita di peso salutare e consumo dei grassi corporei accumulati

Con una dieta vegetariana di superfood, è resa più facile la perdita di peso e risulta efficace il bruciare i grassi accumulati nel corpo. Gli alimenti vegetali sono anche una fonte eccellente di macronutrienti quali proteine, grassi e fibre, che aiutano a saziarsi. Gli alimenti con i valori più alti di sazietà riempiono molto e possono farti sentire sazio per un lungo periodo, oltre a ridurre l'appetito e la voglia di cibo, e diminuiscono la quantità di cibo che mangi.

La dieta vegetariana può anche aiutarti nel bruciare i grassi accumulati nel corpo per il consumo eccessivo di carboidrati e zuccheri vuoti. L'assunzione di molti carboidrati e zuccheri costringe il corpo a fare affidamento sulle fonti energetiche ottenute dalla metabolizzazione del glucosio. Se le fonti energetiche provenienti dal glucosio non vengono consumate, vengono accumulate in corpo come grasso difficile da rimuovere o bruciare, provocando un rapido aumento di peso, obesità, diabete, malattie cardiovascolari.

Quando mangi cibi con un alto valore proteico, fonti sane di grassi e fibre, il tuo corpo deve metabolizzare i grassi accumulati nel corpo. È anche raccomandabile evitare cibi con carboidrati vuoti e zuccheri processati, così che il corpo possa bruciare efficacemente i grassi corporei e trasformarli in energia. Inoltre, evitare carboidrati vuoti e zuccheri raffinati può anche aiutarti a regolare i livelli di glucosio. Alti livelli di glucosio nel sangue possono provocare una rapida secrezione di insulina, cosa collegata con l'aumento del peso corporeo, l'obesità, le malattie cardiovascolari e il diabete.

Una dieta vegetariana con un'enfasi sui superfood facilita un bruciare i grassi corporei efficaci tramite un consumo aumentato di proteine e grassi, con una dieta povera di carboidrati. È raccomandato ridurre l'ingestione di cibi ricchi di carboidrati per evitare la metabolizzazione del glucosio come fonte di energia per le cellule ed il cervello. Ridurre l'assunzione di carboidrati da fonti non sane evita svarate malattie e problemi salutari, come l'obesità, il diabete e problemi relativi al cuore.

Aumento dell'energia e guadagno muscolare
Aumento dei livelli d'energia

La dieta vegetariana concentrata sui superfood può aiutare ad aumentare i livelli d'energia e ridurre l'uso di essa specialmente nella fase di digestione. Il processo corporeo che consuma più energia è proprio la digestione, per questo è raccomandabile mangiare principalmente cibi non processati, al naturale o da fonti naturali: sono più facilmente digeribili ed assimilabili dal corpo. I superfood vegetariani sono facilmente digeriti dal corpo, mentre i cibi processati e raffinati richiedono molte energie corporee per essere completamente digeriti. È meglio spendere energie in propositi funzionali più importanti, come creare muscoli, ripristinare e trattare gli organi danneggiati nel corpo.

Una dieta non sana, nel corpo, ha una correlazione diretta con i livelli di stress. È stato provato che mangiare cibi non salutari o avere abitudini alimentari non sane può solo aumentare i livelli di stress nel corpo. Un alto livello di stress è anche associabile a svariati problemi di salute, tra cui l'insonnia.

I superfood ed altri alimenti vegetariani, se mangiati freschi o crudi, contengono enzimi naturali. Gli alimenti crudi e freschi possono anche essere più facilmente digeribili ed assimilabili dal corpo. In questo modo, la digestione è resa più semplice ed efficace, diminuendo il consumo di energia e riducendo i livelli di stress che una dieta non sana porta. Dato che una dieta sana mantiene bassi i livelli di stress o li diminuisce, anche gli schemi del sonno vengono migliorati, mentre si evita lo sviluppo dell'insonnia e si aumentano le energie. E visto che la dieta incentiva il consumo dei grassi corporei per trasformarli in energia, vengono forniti al corpo fonti extra di energia, aumentando così i livelli di energie.

I superfood vegetali come le mandorle, gli anacardi e le nocciole sono ricchi di magnesio, minerale importante nel convertire le sostanze nutritive in energia. I vegetali fermentati come i crauti sono anch'essi considerati superfood grazie ai probiotici presenti in questi tipi di alimenti. I probiotici provenienti dai vegetali fermentati possono aiutare ad incentivare la completa digestione del cibo ed aumentare la quantità di sostanze nutritive assimilate dal corpo.

Crescita muscolare e retazzaero

Gli alimenti vegetali sono tra le fonti migliori di proteine che contengono alte quantità e diversi tipi di amminoacidi necessari. Questo tipo di sostanza nutritiva è molto importante specialmente nel riparare i tessuti muscolari danneggiati e nell'aiutare la crescita muscolare. questo processo di mettere nuovi muscoli o riparare il tessuto muscolare richiede amminoacidi che solitamente vengono presi dagli alimenti ricchi di proteine. Riparare i danni dei muscoli e farli crescere comporta il proceso conosciuto come sintesi proteica. Gli amminoacidi sono essenziali nello stimolare la crescita di muscoli più slanciati e forti, aiutano a produrre più energia, incentivano la forza delle ossa e aiutano nella produzione del collagene.

Riduzione delle infiammazioni e dell'acidità corporea
Le infiammaioni sono reazioni protettive create dal corpo umano, soprattutto sui tessuti colpiti da irritazioni, infezioni o ferite, caratterizzati da rossore, dolore, rigonfiamenti, ed a volte perdita della funzionalità. L'infiammazione è parte della risposta immunitaria del corpo, e senza di essa il corpo non può guarire. Queste reazioni possono essere a causa di allergie alimentari, problemi intestinali ed altre malattie autoimmuni causate dal consumo di svariati alimenti come semi, legumi e

prodotti caseari. Le infiammazioni sono un serio problema che possono portare all'obesità ed altre malattie, se lasciate non curate. Evitare cibi processati e contenenti sostanze che possono causare le infiammazioni nel corpo e sostituirli con alimenti sani e organici ridurrà automaticamente le infiammazioni e ripristinerà la salute dello stomaco, incentivando una miglior salute generica.

La dieta vegetariana fornisce scelte di alimenti che possono aiutare a ridurre e trattare le infiammazioni. Le verdure a foglia verde come i cavoli, gli spinaci, la verza e la bietola contengono benefici antiossidanti, flavonoidi, carotenoidi e vitamine C potenti che aiutano a proteggere dal danneggiameno cellulare. I mirtilli ed altre varietà di bacche contengono alte quantità di antiossidanti essenziali nella disintossicasione del corpo, riducendo le reazioni infiammatorie. Erbe e spezie come l'aglio, la curcuma, lo zenzero, il prezzemolo ed il pepe contengono tutte elementi anti-infiammatori.

È importante che il corpo sia bilanciato tra acidità e alcalinità. Uno sbiancio tra queste due componenti comporta svariate malattie come l'osteoporosi, l'ipertensione, l'asma, l'insonnia e la formazione di calcoli renali. I superfood vegetali forniscono un effetto neutrale se mangiati regolarmente, il che significa che il livello di acidità è bilanciato con l'alcalinità degli alimenti. Semi, prodotti caseari come i formaggi duri, ed alimenti processati e salati producono un netto carico di acidità dopo la digestione e causano problemi di salute e malattie. Siccome la dieta vegetariana raccomanda di mangiare cibi ricchi di proteine e molte verdure ed un quantitativo adeguato di frutta, il carico acido diventa leggermente alcalino riducendo quindi il rischio di problemi digestivi e svariati problemi di salute causati da un corpo con un'elevata acidità.

Rinforzamento del sistema immunitario, detox corporeo e anti-età
Verdure e frutti ricchi di nutrienti, soprattutto i superfood, forniscono molti

benefici curativi ed anti-infiammatori e possono rafforzare il sistema immunitario. I superfood sono fondamentalmente ricchi di antiossidanti che risultano essenziali per eliminare le tosine ed i radicali liberi, e vitali nell'accelerare il metabolismo.

È stato dimostrato che erbe e spezie come l'aglio, i peperoni rossi, lo zenzero e le cipolle sono efficaci nel potenziare il sistema immunitario. Lo zenzero aiuta l'adeguata digestione degli alimenti per avere un'assimilazione maggiore delle sostanze nutritive ed ha elementi anti-infiammatori che riducono il dolore. I superfood vegetariani potenziano il sistema immunitario perché contengono alte quantità di vitamine A ed E, grassi acidi omega-3, beta-carotene, antiossidanti e zinco, molto importante per lo sviluppo dei globuli bianchi, i quali distruggono i batteri ed i virus che invadono il corpo. Il cocco produce acido laurico che aiuta a rafforzare l'immunità delle persone.

Un altro modo per potenziare il sistema immunitario è consumare più superfood vegetali. Forniscono le sostanze nutritive necessarie per combattere contro l'invecchiamento, migliorare la qualità della pelle e rimuovere le lentiggini. Altre proprietà anti-età della dieta comprendono una guarigione delle ferite più rapida ed un funzionamento del sistema immunitario migliore. alte quantità di antiossidanti provenienti dai superfood sono anche essenziali nell'eliminare componenti chimici tossici, minerali e radicali liberi, e nel mantenere il fegato sano, nel ripristinare il normale funzionamento dei globuli rossi per una circolazione sanguigna efficiente.

Livelli di colesterolo e zuccheri regolati
Una dieta vegetariana promuove una crescita lenta e costante degli zuccheri nel sangue e dei livelli d'insulina abbassando il consumo di carboidrati e zuccheri. Gli alimenti ricchi di zuccheri e carboidrati vuoti causano una rapida crescita dei livelli di zuccheri nel sangue e d'insulina, causa primaria di obesità, ipertensione, lipidi nel

sangue non sani, dei livelli di colesterolo alti e del diabete di tipo 2.

I livelli d'insulina nel sangue si abbassano quando si riduce il consumo di carboidrati. Alti livelli d'insulina contribuiscono all'accumulo del grasso, mentre bassi livelli facilitano il bruciare dei grassi, risultato di una dieta ricca di proteine e povera di carboidrati. Mantenere i livelli di zuccheri nel sangue stabili è molto importante perché il nostro corpo rompe questi alimenti facilmente, il che può causare un improvviso aumento dei livelli di zuccheri nel sangue che possono portare a svariati problemi di salute e malattie. La dieta vegetariana elimina o riduce i gruppi alimentari che alterano troppo il livello degli zuccheri nel sangue, come i semi e gli alimenti ricchi di zuccheri, suggerendo di mangiare principalmente verdure e frutti per aiutare a stabilizzare i livelli di zuccheri.

Invecchiare con successo e lunga vita
Invecchiare in maniera salutare non è solo descritto con l'assenza di malattie e

condizioni associate all'invecchiamento, ma viene identificato con il mantenimento e lo sviluppo di adeguate e ottimali funzioni sociali, fisiche e mentali e con il benessere. Sono stati mostrati significativi risultati nel migliorare la salute globale, che aiuta ad incentivare la longevità ed un invecchiamento salutare, con una dieta vegetariana.

Seguendo la dieta vegetariana, puoi raggiungere un invecchiamento salutare prevenendo e riducendo i rischi di malattie e condizioni salutari relative all'età, e ripristinando la salute per un adeguato funzionamento di tutti i sistemi corporei. La dieta vegetariana ha mostrato grandiosi risultati benefici antietà, e fornisce effetti positivi alla salute quali una qualità del sonno migliore, livelli di energia più alti, una perdita di peso salutare e un aiuto nel bruciare i grassi accumulati nel corpo. Può anche aiutare a migliorare il sistema immunitario, ridurre dolori infiammatori cronici e malattie, ridurre il rischio di malattie cardiovascolari ed altri problemi di salute incentivando una miglior condizione generica e una longevità più elevata, ottenendo anche un invecchiamento migliore. I superfood vegetariani forniscono anche sostanze nutritive benefiche essenziali per creare nuove cellule sane e per rafforzare il sistema immunitario. La maggior parte degli alimenti vegetariani sono ricchi di antiossidanti, vitamine e minerali che possono aiutare ad eliminare tossine e radicali liberi e possono prevenire un invecchiamento precoce e lo sviluppo di condizioni relative all'età quali problemi cardici e malattie, diabete, infiammazioni delle giunture e malattie delle ossa. I gruppi alimentari che vengono ristretti nella dieta vegetariana come la carne animale ed i suoi derivati, gli alimenti processati, i prodotti caseari, gli olii raffinati e gli zuccheri contengono elementi che possono enormemente influenzare lo sviluppo di condizioni e malattie relative all'età e colpire la durata della vita.

CAPITOLO 3: RICETTE VEGETARIANE CON SUPERFOOD

10 Ricette per la colazione Vegetariane con Superfood

Smoothie Avocado, Cocco e Matcha
Tempo di preparazione: 5 minuti
Porzioni: 2

Ingredienti:
  1 cucchiaino di polvere matcha
  ½ tazza di crema di cocco
  1 tazza di latte di mandorle
  1 avocado grande, snocciolato
  1 cucchiaio di polvere di proteine vegane alla vaniglia
  1 cucchiaio di miele al naturale (opzionale)
  2 cubetti di acqua di cocco (opzionale)

Procedimento:

1. Metti tutti gli ingredienti in un frullatore e mescolali per circa 30 secondi a velocità medio-bassa. Metti a velocità alta e mescola finché il

composto non sia diventato denso e uniforme.
2. Dividi in due bicchieri da portata e servi immediatamente.

Smoothie Cacao, Mirtillo e Kefir

Tempo di preparazione: 5 minuti
Porzioni: 2

Ingredienti:

- 1 tazza di vaniglia organica kefir
- ½ tazza di yogurt bianco di soia
- 1 tazza di mirtilli congelati
- 2 cucchiai di polvere di cacao naturale
- 1 pizzico di cannella
- 1 cucchiaio di sciroppo d'acero puro

Per il topping:

- ½ cucchiaino di semi di cacao, per il topping
- 1 cucchiaio di polline d'api, per il topping

Procedimento:

1. Metti tutti gli ingredienti in un frullatore e mescolali per circa 30 secondi a velocità medio-bassa. Metti a velocità alta e mescola finché il composto non sia diventato denso e uniforme.

2. Versa in due bicchieri da portata, decora con i semi di cacao e con il polline d'api e servi immediatamente.

Smoothie di Frutti Rossi e Spirulina

Tempo di preparazione: 5 minuti
Porzioni: 2

Ingredienti:

- 1 ½ cucchiaini di spirulina
- ½ tazza di kefir o di yogurt di soia
- 1 tazza di latte di soia
- 1 tazza di mirtilli congelati
- ½ tazza di lamponi congelati
- 2 cucchiai di bacche di Goji essiccate

Semi di Chia o fiocchi di cocco sfilacciati, per il topping (opzionale)

Procedimento:

1. Metti tutti gli ingredienti in un frullatore e mescolali per circa 30 secondi a velocità medio-bassa. Metti a velocità alta e mescola finché il composto non sia diventato denso e uniforme.

2. Metti in due bicchieri da portata e decora con semi di Chia e fiocchi di cocco sfilacciati, se vuoi. Servi immediatamente.

Barrette di GranolaSuperfood

Tempo di preparazione: 5 minuti
Tempo di cottura: 30 minuti
Porzioni: 8 - 12

Ingredienti:

- 1 tazza di farina di mandorle
- ½ tazza di semi misti
- 2 cucchiai di semi di canapa
- 1 ½ tazze di avena
- ½ tazza di avena in polvere
- ½ tazza di bacche di Goji essiccate
- ½ tazza di semi di cacao al naturale
- 2 cucchiai di polvere di Maca
- 1 cucchiaino di cannella in polvere
- ¼ tazza di miele al naturale
- ¼ tazza di sciroppo d'acero puro
- 3 - 4 cucchiai di olio di cocco sciolto

Procedimento:

1. Preriscalda il forno a 170°, ricopri una teglia da forno (8x8) con la carta stagnola e ungi leggermente con l'olio. Metti da parte.

2. Mescola insieme tutti gli ingredienti secchi in una scodella.

3. Sciogli l'olio di cocco in una padella, rimuovila dal fuoco e mescola insieme all'olio di cocco il miele e lo sciroppo d'acero. Mescola finché non siano ben amalgamati ed aggiungi al composto secco.

4. Mescola finché tutti gli ingredienti non siano ben amalgamati. Metti nella teglia da forno pronta e distribuisci uniformemente sulla teglia.

5. Cuoci in forno per circa 30 minuti, o finché la parte superiore non sia marrone-dorata. Togli la teglia dal forno, metti su una griglia e lascia raffreddare completamente. Metti su un tagliere e taglia in quadretti.

6. Servi immediatamente, o metti in contenitori ermetici e conserva in frigorifero per un utilizzo futuro.

Panini Croccanti con Mix di Semi
Tempo di preparazione: 5 minuti
Tempo di cottura: 25 minuti

Porzioni: 6 - 8

Ingredienti:

½ tazza di semi misti

2 cucchiai di semi di lino

¼ tazza di semi di Chia

¼ tazza di avena

¼ tazza di farina macinata a pietra

½ cucchiaino di sale rosa dell'Himalaya o sale vero

1 tazza di acqua di cocco

¼ tazza di miele al naturale o 2 cucchiai di nettare d'agave

2 cucchiai di olio di cocco sciolto

Procedimento:

1. Preriscalda il forno a 150°.

2. Metti il miele e l'acqua di cocco in una piccola ciotola, mescola finché non siano ben mescolati e metti da parte.

3. In una scodella diversa, mescola tutti gli ingredienti secchi e versa poi l'olio di cocco e il composto con il miele. Mescola finché non siano ben

amalgamati, copri poi la scodella e lascia riposare per 30 minuti.

4. Prepara due fogli di carta da forno mentre lasci riposare il composto. Metti il composto sopra uno dei due fogli e copri con l'altro. Spiana il composto in fogli molto sottili.

5. Rimuovi la carta da forno da sopra il composto. Taglia in quadrati ma non separarli ancora e mettili su una teglia. Cuoci in forno per circa 25 minuti, o finché non siano croccanti e leggermente dorati.

6. Togli dal forno, metti su una griglia e lascia raffreddare prima di rompere i quadrati. Servi immediatamente o conserva in contenitori ermetici.

Barrette per la Colazione all'Avena e Cacao
Tempo di preparazione: 10 minuti
Tempo di cottura: 25 minuti
Porzioni: 16

Ingredienti:

Per la base:

- 2 tazze di avena macinata a pietra
- 1 tazzadimandorle sgusciate o a fette
- 2 cucchiaidisemi di cacao
- 1 cucchiaino di sale marino celtico
- ½ cucchiaiodicannella macinata
- 2 banane mature medie, a cubetti
- 1 cucchiaiodipolvere di proteine vegane
- 1 cucchiainodi puro estratto di vaniglia
- 2 - 3 cucchiainidiolio di cocco

¼ tazzadimiele al naturale

Per lo strato superiore:

- ½ tazzadifiocchi d'avena
- ¼ tazzadimandorle a fette
- 2 cucchiaidisemi di Chia
- 2 cucchiaidisemi di canapa
- 1 tazzadimirtilli freschi
- ¼ tazzadilatte di mandorla o di soia o di cocco

1 pizzico abbondante di cannella macinata

1 cucchiainodipolvere di cacao al naturale

Procedimento:

1. Preriscalda il forno a 170°, metti la carta da forno su una teglia (9x9) e ungila leggermente con l'olio. Metti da parte.

2. In una scodella grande, mescola tutti gli ingredienti secchi per la base ed unisci anche gli ingredienti umidi. Mescola finché non siano ben amalgamati e metti poi il composto nella teglia. Cospargi in maniera da riempire tutta la teglia in modo uniforme, per avere lo stesso spessore. Cuoci in forno per 10 minuti, metti su una griglia e lascia riposare mentre prepari il composto per lo strato superiore.

3. Mentre cuoci la base, mescola tutti gli ingredienti per lo strato superiore e poi mettili sopra la base. Spargi il composto equamente. Metti

nuovamente in forno per altri 15 minuti o finché non sia cotto il composto.

4. Togli dal forno, metti su una griglia e lascia raffreddare completamente. Taglia in quadrati e conserva in contenitori ermetici.

Pudding di Riso Selvatico per la Colazione
Tempo di preparazione: 10 minuti
Tempo di cottura: 35 minuti
Porzioni: 4

Ingredienti:

1 tazzadimirtilli freschi

¼tazza di fragole fresche

1 banana matura, sbucciata e a fette

1 cucchiainodicannella macinata, per iltopping

1 cucchiaiodifiocchi di cocco sfilacciati, per iltopping

Per il composto allo yogurt:

2 tazzedi yogurt di kefir o di soia

2 cucchiai di sciroppo d'acero o miele al naturale, o il necessario per insaporire

2 cucchiaidisemi di Chia germogliati

¼ tazzadi latte di soia o di canapa

Per il riso selvatico:

1 tazza di riso selvatico, sciacquato e scolato

1 tazzadiacqua

1 tazzadilatte di mandorla o di cocco non dolcificato

Procedimento:

1. Metti tutti gli ingredienti per il composto allo yogurt in una scodella, mescola brevemente e lascia riposare mentre prepari gli altri ingredienti.

2. Sciacqua il riso selvatico sotto acqua corrente fredda finché l'acqua di scolo non risulti pulita. Lascia sobbollire in una padella con acqua in bollitura salata per 30-35 minuti, o finché non sia morbido. Togli dal fuoco e metti da

parte finché il riso non avrà completamente assorbito l'acqua.

3. In una scodella grande, metti i mirtilli, le fragole, la banana, il riso selvatico e il composto allo yogurt e mescola delicatamente.

4. Dividi in 4 scodelle da portata e spolvera con la cannella ed i fiocchi di cocco. Servi immediatamente o raffredda prima di servire.

Insalata di Germogli di Grano per la Colazione

Tempo di preparazione: 5 minuti
Tempo di cottura: N/A
Porzioni: 6 - 8

Ingredienti:

- 2 tazzedifiocchi d'avena germogliati
- 1 tazzadi quinoa germogliata
- ½ tazza di miglio germogliato
- 51 tazza di yogurt di soia o di kefir
- ½ tazzadicanapa alla vaniglia o latte di mandorla
- 1 pizzico abbondante di noce moscata
- ½ cucchiainodizenzero tritato
- ½ tazzadimandorle a fette
- ½ tazzadianacardi tostati
- 1 tazzadimirtilli o fragole freschi

Per il condimento miele e lime:

- ¼ tazzadiolio di cocco o di lino
- 2 lime organici, succo e scorza
- ½ tazzadimiele al naturale o sciroppo d'acero

Procedimento:

1. In una ciotola grande, metti l'avena, la quinoa, gli anacardi e imirtilli. Versa anche lo yogurt di soia e il latte di canapa e aromatizza per insaporire con la polvere di zenzero e di noce moscata. Mescola delicatamente e dividi in quattro ciotole da portata.

2. Spruzza con il condimento di lime e miele e servi immediatamente.

Porridge di Cocco Sfilacciato, Quinoa e Chia

Tempo di preparazione: 10 minuti
Tempo di cottura: 10 minuti
Porzioni: 6 - 8

Ingredienti:

2 tazzediquinoagermogliata (bagnata e scolata)
1 tazzadisemi di Chia germogliati
½ tazzabacche di Goji essiccate
1 tazzadifiocchi di cocco sfilacciati
1 tazzadilatte di soia o di mandorla

½ tazzadiyogurt di soia

½ cucchiainodicannella macinata

3 - 4 cucchiaidi puro sciroppo d'acero o miele al naturale

¼ tazzadimandorle a pezzi

2 cucchiaidipolline d'api fresco, per il topping

2 cucchiaidicocco sfilacciato extra, per iltopping

Procedimento:

1. Metti in una ciotola grande la quinoa, i semi di Chia, le bacche di Goji, i fiocchi di cocco, la cannella, il latte di soia e lo yogurt, e mescola un po'. Copri la ciotola e metti in frigorifero per almeno 2-4 ore.

2. Togli la ciotola dal frigorifero, metti il composto in una padella e mescola insieme anche le mandorle e lo sciroppo d'acero o il miele. Cuoci finché non inizia a bollire o finché non sia completamente caldo.

3. Dividi in quattro scodelle da portata e decora con il polline d'api ed il cocco sfilacciato prima di servire.

Ciotola di Superfood Acai per la Colazione
Tempo di preparazione: 10 minuti
Tempo di cottura: N/A
Porzioni: 6 - 8

Ingredienti:

Per il composto di acai:

   1 pacco di purea di acai non dolcificata congelata, scongelata e a pezzi

   1 ½ tazzadi mirtilli congelati

   1 ½ tazzadi banane a fette congelate slicedfrozenbananas

   1 ½ tazze di latte di mandorla o di cocco

   1 cucchiaino di puro estratto di vaniglia

   1 cucchiaio di proteine vegane in polvere

2 cucchiai di miele al naturale o nettare d'agave

Per il topping:

1 cucchiaino di semi di cacao
2 cucchiai di semi misti essiccati
2 cucchiai di bacche miste essiccate

Procedimento:

1. Metti tutti gli ingredienti per il composto di acai in un frullatore e frulla finché non diventi denso e cremoso.

2. Dividi in quattro scodelle da portata, decora con gli ingredienti per il topping e servi immediatamente.

10 Ricette per piatti principali Vegetariane con Superfood

Verdure grigliate e Hemp Fu Marinato
Tempo di preparazione: 20 minuti
Tempo di cottura: 40 minuti
Porzioni: 3 - 4

Ingredienti:

350 grammi di hemp fu o tofu di soia scolato e spremuto, tagliato in cubi grandi

1 peperone rosso dolce grande, tagliato a strisce

1 tazza di cime di cavolfiore

1 tazza di germogli di asparago

Vero sale e pepe nero per insaporire

Per la marinatura:

1/3 tazza di amminoacidi naturali di cocco o namushoyu

1 limone organico grande, succo e scorza

2 cucchiai di aceto balsamico

2 cucchiai di miele al naturale

2 cucchiai di olio di cocco sciolto

1 ½ cucchiaini di aglio tritato

1 small cipolla rossa tritata

1 cucchiaino di curcuma in polvere

1 cucchiaino di condimenti misti all'italiana

Procedimento:

1. Mescola tutti gli ingredienti per la marinatura in una scodella, aggiungi il tofu e mescola delicatamente finché il tofu non sia stato coperto equamente dalla marinatura. Copri la scodella e metti in frigorifero per almeno due ore per marinare il tofu.

2. Preriscalda il forno a 200°, ricopri due teglie da forno bordate con la carta stagnola e metti da parte.

3. Quando il tofu è pronto, scola e metti nella teglia preparata.

4. Aggiungi le verdure nel composto per la marinatura e mescola delicatamente per coprirle equamente. Sposta nell'altra teglia preparata e cuori con il tofu di soia per 15 minuti nel forno.

5. Gira il tofu e le verdure e cuoci in forno per altri 15-20 minuti. Togli dal forno quando il tofu è completamente cotto e le verdure sono morbide.

6. Dividi le verdure in piatti da portata, cospargile col tofu e servi immediatamente.

Zuppa Cremosa di Fagioli Bianchi con Riso Selvatico

Tempo di preparazione: 10 minuti
Tempo di cottura: 50 - 60 minuti
Porzioni: 4 - 6

Ingredienti:

4 tazze di brodo vegetale fatto in casa

1 cucchiaio di olio di cocco

1 tazza di pomodori a concassé

1 tazza di cipolla bianca a cubetti

2 cucchiaini di aglio tritato

1 ½ tazza di fagioli bianchi in scatola, scolati

1 ½ tazza di riso selvatico, sciacquato e scolato

2 cucchiaini di erbe miste all'italiana

Sale e pepe nero, per insaporire

½ tazza di crema di cocco

2 cucchiai di radice di maca in polvere

1 tazza di foglie di verza fresche, tagliate a pezzi

1 stelo di cipollotto, a pezzi

Procedimento:

1. Prendi un pentolone pesante e mettilo su fuoco medio-alto ed aggiungi l'olio o il ghi. Rosola la cipolla, l'aglio e il pomodoro per circa 3 - 4 minuti, o finché non siano diventati soffici e fragranti.

2. Aggiungi il brodo, i fagioli, il riso e le erbe, copri il pentolone e lascia cuocere fino a far bollire il tutto. Abbassa la fiamma, mescola velocemente gli ingredienti e copri la pentola. Lascia sobbollire per circa 40 - 50 minuti o finché il riso ed i fagioli non siano morbidi e ben cotti.

3. Mentre fai sobbollire la zuppa, sciogli la radice di maca in una ciotola con ¼ tazza di brodo e metti da parte.

4. Quando la zuppa è pronta, versa all'interno la crema di cocco e il composto di macae condisci per insaporire con sale e pepe nero. Aggiungi la verza e cuoci finché non sia leggermente scottata. Togli dal fuoco e, se vuoi, aggiusta i condimenti.

5. Dividi in scodelle da portata, decora con il cipollotto e servi caldo.

Insalata di Broccoli e Fave
Tempo di preparazione: 10 minuti
Tempo di cottura: 10 minuti
Porzioni: 4

Ingredienti:

 2 tazze di fave bollite

 1 tazza di piselli verdi sgranati, bolliti e scolati

 2 tazze di cime di cavolfiore scottate

 1 peperone rosso dolce medio, senza semi e tagliato in strisce sottili

 1 cipolla bianca piccola, finemente affettata

 ½ cucchiaino di erbe miste all'italiana

 Sale e pepe nero per insaporire

 1 cucchiaino di semi di sesamo tostati

1 cucchiaino di prezzemolo fresco a pezzi

Per il condimento dell'insalata:

1 limone organico, succo

¼ tazza di salsa tahina

1 cucchiaino di nettare d'agave

1 cucchiaino di fiocchi di peperoncino spezzettati

Procedimento:

1. Fai bollire leggermente i broccoli in una pentola piena d'acqua bollente per circa 1 - 2 minuti. Toglili dalla pentola e mettili in una scodella con del ghiaccio per fermare un'ulteriore cottura. Scola, metti in una ciotola grande e metti da parte.

2. In una scodella piccola, metti tutti gli ingredienti per il condimento e mescola finché non siano ben amalgamati. Metti da parte.

3. Metti le fave, i piselli, il peperone dolce, la cipolla e le erbe nella ciotola contenente i broccoli. Condisci con sale e pepe per insaporire e versa il condimento per insalata.

4. Mescola delicatamente per coprire uniformemente le verdure con il

condimento per insalata e dividi in scodelle da portata.

5. Decora con i semi di sesamo ed il prezzemolo, lascia raffreddare prima di servire o servi immediatamente.

Hemp Fu Grigliato Piccante con Insalata di Fagioli Misti

Tempo di preparazione: 15 minuti
Tempo di cottura: 10 - 15 minuti
Porzioni: 4 - 6

Ingredienti:

230 grammi di hemp fu o tofu di soia scolato e spremuto, tagliato in 4 parti uguali

1 cipolla bianca media, a quarti

1 patata dolce, a quarti

1 peperone dolce grande, a quarti

Per la marinatura:

1 cucchiaio di salsa di pomodoro

1 cucchiaio di amminoacidi al naturale del cocco

1 cucchiaino di olio d'oliva extra-vergine

1 cucchiaino di stevia liquida o 1 cucchiaio di nettare d'agave

1 cucchiaio di mostarda pronta

½ cucchiaino di aglio in polvere

2 cucchiai di salsa sriracha

1 cucchiaino di peperoncino in fiocchi macinato

Sale e pepe nero per insaporire

Procedimento:

1. Mescola tutti gli ingredienti per la marinatura finché non siano ben amalgamati. Aggiungi l'hemp fu e mescola per coprirlo equamente con il composto per la marinatura. Lascia riposare per almeno un'ora orima di grigliarlo ed immergi due stecchi di legno nell'acqua.

2. Mentre fai marinare l'hemp fu, preriscalda la griglia a fuoco alto e

spolvera delicatamente le grate con l'olio.

3. Dopo aver fatto marinare l'hemp fu, togli gli stecchi dall'acqua ed asciugali con dei tovaglioli di carta.

4. Infila la cipolla, un pezzo di hemp fu, un quarto di patata dolce ed una fetta di peperone dolce. Ripeti l'ordine con gli ingredienti restanti.

5. Metti la griglia a fuoco medio griglia gli spiedi per circa 8-10 minuti girandoli di tanto in tanto per cuocerli equamente da tutti i lati.

6. Mentre li grigli, spolverali regolarmente con la marinatura rimasta e butta poi gli stecchi di legno con i quali hai grigliato il tofu.

7. Lascia riposare per circa 5 minuti prima di servire su un piatto da portata.

Insalata di Edamame, Quinoa e Verza
Tempo di preparazione: 15 minuti
Tempo di cottura: 10 - 15 minuti
Porzioni: 4 - 6

Ingredienti:

Per l'insalata:

- 2 tazze di quinoa germogliata o bollita
- 1 ½ tazze di fagioli edamame bolliti
- 3 tazze abbondantemente piene di foglie di verza a pezzi
- 1 tazza di pomodori ciliegini tagliati in quattro
- 2 scalogni, finemente affettati
- 1 tazza di mango maturo fresco tagliato a cubetti
- 1 tazza di avocado maturo fresco tagliato a cubetti
- 2 cucchiai di mandorle tostate a pezzi

Per il vinaigrette al limone:

- 2 cucchiai di olio di semi di lino o olio d'oliva
- 1 limone organico, succo
- ½ cucchiaino di aglio tritato
- 1 cucchiaino di miele al naturale o nettare d'agave
- 1 cucchiaino di foglie di basilico fresco finemente tritate

Sale rosa dell'Himalaya o sale vero e pepe nero per insaporire

Per il topping:

2 cucchiai di bacche miste essiccate

2 cucchiai di noci miste secche

2 cucchiai di prezzemolo fresco tritato

Procedimento:

1. Mescola tutti gli ingredienti per il vinaigrettein una scodella media e sbattili finché non siano ben amalgamati ed omogenei.

2. Metti tutti gli ingredienti per l'insalata in una ciotola grande. Spruzza con il vinaigrette al limone e mescola delicatamente per coprire equamente tutti gli ingredienti dell'insalata con il vinaigrette. Condisci con sale e pepe nero e lascia riposare per almeo 30 minuti prima di servire.

3. Dividi in quattro scodelle da portata e servi immediatamente con gli ingredienti per il topping.

Insalata Verde di Fave con Quinoa e Salsa all'Avocado

Tempo di preparazione: 15 minuti
Tempo di cottura: N/A minuti
Porzioni: 4 - 6

Ingredienti:

Per l'insalata:

- 2 tazze di quinoa precotta
- 2 tazza di fave fresche sgranate
- 1 testa di lattuga media, senza torsolo e grossolanamente tagliata
- 1 cucchiaio di olio di lino
- 2 cucchiai di mandorle tostate a pezzi

Sale e pepe nero, per insaporire

Per la salsa all'avocado:

- 1 avocado grande maturo, denocciolato e a cubetti
- 2 limoni organici, succo
- 2 - 3 cucchiaini di olio di lino o d'oliva
- 1 jalapeno verde, senza semi e a pezzi

2 cucchiai di foglie di coriandolo fresco tritate

½ cucchiaino di condimenti misti all'italiana

½ cucchiaino coriandolo in polvere

Procedimento:

1. Metti tutti gli ingredienti per la salsa in un frullatore e frulla finché non siano omogenei e cremosi. Metti in una ciotolina e metti da parte.

2. In una scodella diversa, metti tutti gli ingredienti per l'insalata e condisci con sale e pepe per insaporire.

3. Servi l'insalata con la salsa all'avocado in due scodelle diverse.

Insalata Verde di Avocado e Bulgur con Hemp Fu fritto
Ingredienti:

Per il condimento dell'insalata:

¼ tazza di foglie di coriandolo fresche tagliate grossolanamente

1 stelo medio di cipolline, tagliato

1 cm di radice di zenzero fresco, tritata

2 cucchiai di mirin o vino di riso

2 cucchiai di pinoli tostati e a pezzi

1 cucchiaio di aceto di vino di riso

1 cucchiaio di avocado

1 pizzico abbondante di sale

Per l'insalata di avocado:

1 tazza abbondante di cavolo verde fresco, a pezzi

1 tazza di grano bulgur precotto/bollito, scolato

1 avocado maturo, denocciolato e tagliato a spicchi

230 grammi di hemp fu o tofu di soia scolato e spremuto, tagliato in 4 fette

Procedimento:

1. Metti tutti gli ingredienti per il condimento in una scodella piccola e mescola finché non siano ben amalgamati. Coprie metti da parte.
2. In una scodella da portata grande, metti tutti gli ingredienti per l'insalata e spruzza metà del condimento per insalata. Mescola gentilmente e lascia riposare per almeno due ore prima di servire, se vuoi.
3. Servi l'insalata con il condimento restante in una piccola ciotolina per salse.

Insalata di Fave e Rucola con Albicocche e Hemp Fu
Ingredienti:

340 grammi di fette di hemp fu fritto
¼ tazza di bacche essiccate miste

Sale e fiocchi di peperoncino spezzati

Per il vinaigrette:

   2 cucchiai di olio extra vergine d'oliva

   2 cucchiai di aceto di vino bianco

   1 pizzico abbondante di sale

   1 cucchiaio di prezzemolo fresco tritato

   1 pizzico di pepe nero macinato

½ cucchiaino di foglie essiccate di dragoncello

Per l'insalata:

   2 tazze di fave fresche sgusciate, scottate

   ¼ cucchiaino di pepe nero macinato

   1 tazza abbondante di rughetta fresca

   ½ testa di lattuga verde media, foglie a parte

   1 tazza di albicocche fresche a fette

½ tazza di cipolla rossa affettata finemente

Procedimento:

1. Condisci le fette di hemp fu con sale e pepe nero, e friggile in una padella con l'olio per 4 minuti per ogni lato. Scotta le fave in una pentola con l'acqua bollente per 2-3 minuti e scola completamente. Metti l'hemp fu fritto su un piatto e le fave in una scodella grande, metti il tutto da parte.

2. In una scodella piccola, sbatti insieme l'aceto, il sale ed un pizzico di pepe nero. Mescola l'olio e sbatti finché non sia ben amalgamato. Metti da parte.

3. Mescola tutti gli ingredienti per l'insalata in una scodella grande, ad eccezion fatta per l'hemp fu. Versa il vinaigrette e mescola delicatamente per coprire equamente tutti gli ingredienti per l'insalata. Condisci con il sale ed i fiocchi di peperoncino per condire e mescola velocemente.

4. Dividi in 4 scodelle da portata, metti sopra l'hemp fu fritto e servi immediatamente.

Bulgur al Curry e Fagioli di Lima con Zucca
Ingredienti:

2 tazze di fagioli di Lima precotti

2 tazze di bulgur precotto

1 tazza di zucca violina a cubetti

2 cucchiaiio di aglio tritato

½ tazza di cipolla rossa a cubetti

1 pomodoro rosso grande, a cubetti

1 cucchiaio di olio di semi di lino o d'oliva

1 pizzico abbondante di assafetida

¼ tazza di foglie di coriandolo fresco, a pezzi

¼ cucchiaino di polvere di peperoncino

¼ cucchiaino di semi di cumino macinati

½ cucchiaino di semi di mostarda macinati

½ cucchiaino di semi di cumino

2 cucchiai di pasta di curry giallo

1 pizzico abbondante di curcuma macinata

3 tazze di brodo vegetale, o quante ne sono necessarie

1 tazza di crema di cocco

Fior di sale e pepe nero per insaporire

Procedimento:

1. Metti una padella grande su fuoco medio-alto ed aggiungi l'olio. Rosola le cipolle, l'aglio ed i pomodori per circa 3-4 minuti, o finché non siano morbidi e teneri.

2. Mescola le spezie ed il resto degli ingredienti nella padella. Cuoci per ulteriori 3-4 minuti circa e versa abbastanza brodo da coprire completamente tutti gli ingredienti.

3. Lascia cuocere finché il brodo non stia bollendo, mescola e riduci il fuoco mettendolo basso. Lascia sobbollire per circa 20-25 minuti e condisci con sale e pepe per insaporire.

4. Quando tutti gli ingredienti sono ben cotti e pronti per essere serviti, togli la padella dal fuoco e, se ce n'è bisogno, regola i condimenti.

5. Versa in quattro scodelle da portata e servi caldo.

Insalata di Fave e Broccoli con Condimento di Tahina

Tempo di preparazione: 10 minuti
Tempo di cottura: 10 minuti

Ingredienti:

- 2 tazze di fave precotte o bollite
- 1 tazza di edamame bolliti
- 2 tazze di cime di broccoli scottate
- ½ tazza di peperone rosso dolce a fette
- ¼ tazza di bacche di Goji essiccate
- Sale e pepe nero per insaporire
- ½ cucchiaino di peperoncino in fiocchi macinato

Per il condimento di tahina:

- 3 cucchiai di tahina
- 1 limone, succo
- 1 cucchiaino di aglio tritato
- ½ cucchiaino di sale con spezie
- 1 cucchiaino di miele al naturale o stevia

Procedimento:

1. Metti tutti gli ingredienti per il condimento di tahina in un frullatore e frulla finché non siano omogenei e cremosi.

2. Metti tutti gli ingredienti per l'insalata in una ciotola grande e condisci per insaporire con sale, pepe e peperoncino in fiocchi. Spruzza con il condimento di tahina e mescola delicatamente per coprire tutti gli ingrendienti dell'insalata equamente con il condimento.

3. Dividi in 4 scodelle da portata e servi immediatamente.

Conclusioni

La dieta vegetariana fornisce una nutrizione bilanciata per andare incontro ai bisogni nutrizionali del corpo. Fornisce anche le migliori fonti di alimenti vegetariani da tutti i maggiori gruppi alimentri per dare al corpo le giuste quantità ed i corretti tipi di nutrienti essenziali per mantenere la salute ottimale e un adeguato funzionamento del corpo. I superfood sono da tempo riconosciuti per le loro proprietà anti-età e potentiatrici del sistema immunitario, e possono portare verso un invecchiamento sano ed una durata della vita più lunga. Gli altri benefici salutari della dieta comprendono il rafforzamento del sistema immunitario, la prevenzione di svariate malattie e condizioni di salute, un miglioramento dello stato di salute generale ed un invecchiamento salutare.

In questo libro sono comprese anche ricette salutari con superfood vegetariani, facili da preparare e specificatamente create per darti svariate e deliziose possibilità di cucina vegetariana.

www.ingramcontent.com/pod-product-compliance
Lightning Source LLC
LaVergne TN
LVHW011954070526
838202LV00054B/4917